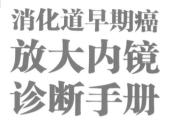

消化道早期癌
放大内镜
诊断手册

编 著

李晓波 戈之铮 柏健鹰

Xiaohuadao Zaoqiai
Fangda Neijing
Zhenduan Shouce

U0397835

世界图书出版公司

上海·西安·北京·广州

图书在版编目（CIP）数据

消化道早期癌放大内镜诊断手册／李晓波，戈之铮，
柏健鹰编著. —上海：上海世界图书出版公司，2017.3
（2019.5重印）
ISBN 978-7-5192-2379-3

Ⅰ.①消… Ⅱ.①李… ②戈… ③柏… Ⅲ.①消化系
肿瘤—内窥镜检—手册 Ⅳ.①R735-62

中国版本图书馆CIP数据核字（2017）第029473号

书　　名	消化道早期癌放大内镜诊断手册	
	Xiaohuadao Zaoqiai Fangda Neijing Zhenduan Shouce	
编　　著	李晓波　戈之铮　柏健鹰	
责任编辑	胡　青	
装帧设计	上海永正彩色分色制版有限公司	
出版发行	上海世界图书出版公司	
地　　址	上海市广中路88号9-10楼	
邮　　编	200083	
网　　址	http://www.wpcsh.com	
经　　销	新华书店	
印　　刷	上海景条印刷有限公司	
开　　本	787 mm × 960 mm　1/32	
印　　张	2	
字　　数	10千字	
版　　次	2019年5月第1版第2次印刷	
书　　号	ISBN 978-7-5192-2379-3 / R · 410	
定　　价	20.00元	

编者简介

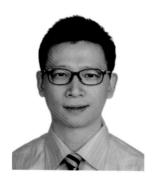

李晓波，主任医师，副教授，博士，硕士研究生导师。现任上海交通大学医学院附属仁济医院消化内镜中心副主任、上海消化内镜学会 ESD 学组副组长、上海市消化内镜学会委员兼秘书、亚太 NBI 培训组织（ANBIG）培训师、中国抗癌协会内镜学组委员、全国消化内镜学会早期癌和胃病协作组组员，兼任《Journal of Digestive Diseases》和《胃肠病学杂志》编委。长期从事消化道早期癌及癌前疾病的诊治研究，发表多篇 SCI 论文，《消化内镜窄带显像技术临床应用图谱》副主编。临床上擅长各种消化道疾病的内镜诊治，尤其是应用放大内镜、染色技术和窄带显像技术以及内镜黏膜下剥离术等。

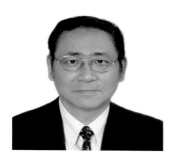戈之铮，教授、主任医师、博士生导师。现任上海交通大学医学院附属仁济医院消化科副主任医师、消化内镜中心主任、上海市消化疾病研究所副所长，兼任中华医学会消化内镜学分会常委、全国胶囊内镜协作组组长、中华医学会上海消化内镜学会副主任委员、上海消化内镜学会小肠病学组组长、上海市食管静脉曲张治疗研究会副主任委员、美国消化内镜学会（ASGE）外籍会员，并任《Journal of Digestive Diseases》《中华消化内镜杂志》《胃肠病学杂志》《诊断学——理论与实践》《胃肠病学和肝病学杂志》《世界华人消化杂志》《中华现代临床医学杂志》《中华现代内科学杂志》编委。

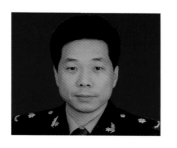柏健鹰，医学博士、副教授、副主任医师，第三军医大学附属新桥医院消化科副主任医师。中华医学会消化内镜学分会青年委员、中国医师协会介入医师分会消化内镜介入专委会委员、中国医疗器械行业协会消化内镜创新发展分会理事、重庆市消化内镜专委会委员、重庆市医师协会消化内镜分会委员兼秘书、重庆市消化专委会青年委员、重庆市消化内镜专委会ERCP学组副组长、中国西南ERCP协作组常委。主持国家自然科学基金2项，国家重点研发计划项目子课题1项，省部级课题3项，军队重点课题1项，参与国家卫计委行业专项1项，参与省部级重大课题1项。获得国家发明专利1项，实用新型专利1项。先后发表国内外论文30余篇，参编教材及专著6部。从事临

床工作 20 余年，具有丰富的临床疾病诊治经验及较高的危急重症救治水平，擅长消化道早期癌及胆胰疾病的内镜下诊断与治疗。

目　录

第 1 章　NBI 诊断原理及应用

第 1 节　NBI 原理

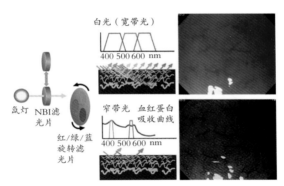

图1-1　NBI（narrow-band imaging）原理

在内镜红/绿/蓝旋转滤光片和氙灯光源之间，用 415 nm、540 nm 两个滤光片代替传统内镜的宽带滤光器。通过这两个滤光片过滤掉氙灯光源发出的宽带光谱，选择 415 nm、540 nm 窄带光作为照明光，即形成了 NBI 图像。

血红蛋白对波长 415 nm 和 540 nm 的光吸收最强。415 nm 的蓝光穿透深度较浅，反映浅层黏膜的微血管结构，呈现为棕色。540 nm 的绿光穿透深度较深，代表黏膜下层血管，呈现为绿色。

第 2 节　　NBI 操作要点

1. 检查前准备

一般准备同普通内镜检查。NBI 检查时间较长，可应用麻醉药物。痉挛明显者给予山莨菪碱 10 mg 肌内注射。胃部 NBI 检查前口服去泡剂。胆汁及粪液在 NBI 模式下为鲜红色，影响观察，需冲洗吸引干净。

2. NBI 参数设置

NBI 色彩设置分为 1、2、3 三种，食管和胃选择模式 1，肠道选择模式 3。构造强调模式有 A、B 两种，NBI 放大观察时，食管和胃选择 B8 模式，肠道选择 A8 模式。

3. NBI 检查流程

通常在白光模式下检查，发现病灶后切换到 NBI 模式，先观察病变的整体形态和边界，再逐步放大观察局部细微结构，定格保存清晰图片。食管和肠道也可直接用 NBI 模式筛查。

4. NBI 操作技巧

冲洗黏膜表面附着物以保持视野清晰，注意动作轻柔，尽量避免接触性出血。出血后可用冰生理盐水冲洗后继续观察。

　　肠道病变位于皱襞或弯曲处难以观察时，可用闭合的活检钳轻轻顶住病灶靠近内镜侧的正常黏膜。

　　NBI放大观察使用透明帽。在内镜前端安装透明帽，操作时先让帽檐一侧接触病灶周围正常黏膜，再通过吸引空气，使病灶靠近塑料帽，获得清晰的放大图像。

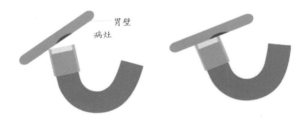

图1-2　透明帽使用示意图

第 3 节　NBI 适用范围及优势

1. NBI 主要适用范围

① 食管：食管癌的筛查。

食管病变良恶性的鉴别。

早期食管癌浸润深度的预测。

病变边界的判断。

② 胃：腺瘤、肠化等良性病变的诊断。

区分病变良恶性。

鉴别分化型和未分化型胃癌。

早期胃癌浸润深度的预测。

病变边界的判断。

③ 肠道：结肠镜筛查。

鉴别增生性息肉和腺瘤。

鉴别腺瘤和早期癌。

早期结直肠癌浸润深度的预测。

2. NBI 技术优势

强调黏膜表面微血管和腺管结构。

操作简便，通过按钮即可实现白光和 NBI 模式间的切换。

无须使用染色剂，避免染色剂分布不均匀等。

第 2 章　食管 NBI 诊断

第 1 节　食管 NBI 分型

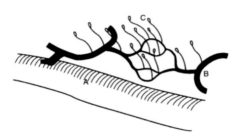

图2-1　正常食管黏膜血管结构示意图

A.黏膜下层引流静脉；B.树枝状血管；C.上皮乳头内毛细血管襻（intra-epithelial papillary capillary loop, IPCL）

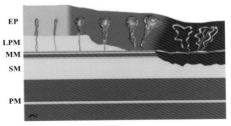

图2-2　早期食管癌进展过程中IPCL的变化

1. Inoue 分型

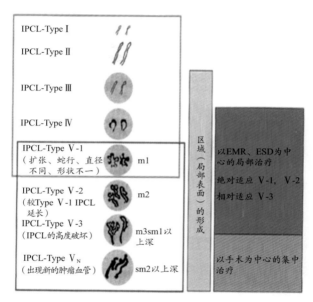

图2-3　Inoue分型

① Inoue 分型将 IPCL 分为 5 型

Ⅰ型：代表正常黏膜。

Ⅱ型：IPCL 扩张延长，反映组织再生或炎症。

Ⅲ型：IPCL 呈现微小的变化，提示临界性食管病变。

Ⅳ型：IPCL 不规则程度增加，存在"扩张、扭曲、口径不一、形状不均一" 4 种变化中的 2～3 个，提示重度异型增生或原位癌。

V 型：IPCL 的不规则变化包含以上所有 4 个特征，提示为黏膜内癌或黏膜下癌。

② V 型 IPCL 的鉴别

V1 型：IPCL 形似梅花瓣，提示 m1 黏膜内癌。

V2 型：IPCL 较 V1 型延长，提示 m2 癌。

V3 型：IPCL 高度破坏、消失，交错连接，提示 m3 或 sm1 癌。

V_N 型：IPCL 完全消失，可见粗大不规则肿瘤性血管，提示肿瘤已浸润至 sm2 层或以下。

③ IPCL 分型指导治疗方式的选择

IPCL 呈Ⅳ型、V1 型或 V2 型是内镜治疗的绝对指征。

IPCL 呈 V3 型是内镜治疗的相对指征。

IPCL 呈 V_N 型为外科手术指征。

④ IPCL 分型与碘染色的关系

IPCL Ⅰ、Ⅱ 型黏膜碘染色阳性。

IPCL Ⅲ 型黏膜碘染色弱阳性。

IPCL Ⅳ、V 型黏膜碘染色阴性。

2. 日本食管学会 AB 分型

AB 分型将表浅食管病变分成 Type A 和 Type B。

Type A 血管形态没有变化或有轻微变化，提示为交界性病变。Type B 血管形态高度变化，提示为食管癌，分为 B1、B2 和 B3。

Type B1：所有扩张、迂曲、管径粗细不均和形态不规则的环状异常血管，提示 m1 和 m2 食管癌，即相当于 Inoue 分型中的 V1 和 V2 型；

Type B2：难形成环状的异常血管，提示 m3 和 sm1 食管癌，即相当于 Inoue 分型中的 V3 型；

Type B3：高度扩张的不规则血管，提示 sm2 及以下浸润的食管癌，即相当于 Inoue 分型中的 V_N 型。

将被 Type B 血管包围着的无血管或粗血管的区域作为无血管区域（AVA），AVA-small（小于 0.5 mm）提示浸润至 m1 和 m2 层，AVA-middle（0.5~3 mm）提示浸润至 m3 和 sm1 层，AVA-large（大于 3 mm）提示浸润至 sm2 层或以下。仅由 B1 血管组成的 AVA，不管它的面积有多大，都相当于浸润深度为 m1 和 m2 层。

3. 食管早期癌典型 NBI 图片

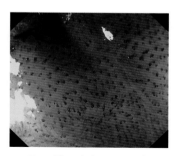

IPCL V1型（Type B1）

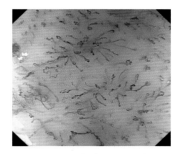

IPCL **V**2型（Type B1）

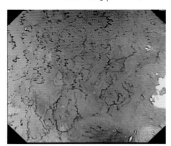

IPCL **V**3型（Type B2）

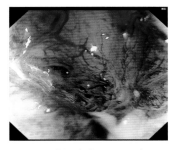

IPCL **V**$_N$型（Type B3）

图2-4　食管早癌典型NBI图片

第 2 节　食管 NBI 病例

1. 病例 1

基本情况：患者于外院胃镜检查发现可疑食管病变，至我院行放大 NBI 检查。

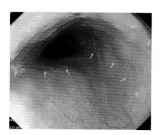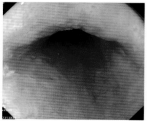

图2-5　白光模式：食管距门齿30～33 cm，Ⅱa型，
40 mm×30 mm，局部黏膜粗糙

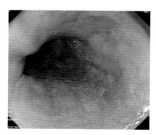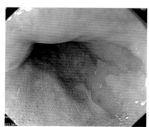

图2-6　NBI远景：病变呈棕褐色，边界清晰

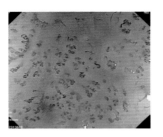

图2-7　放大NBI检查：IPCL为 V 1＋V 2型
（Type B1）

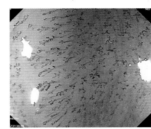

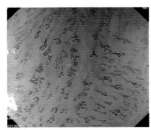

图2-8　放大NBI检查：IPCL以 V 2型为主
（Type B1）

　　内镜诊断：食管早期癌，浸润深度为 m2 层。
NBI 靶向活检 2 块。

　　病理：食管黏膜高级别上皮内瘤变。

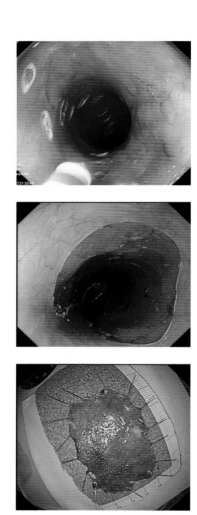

图2-9 患者2周后行内镜黏膜下剥离术（endoscopic submucosal dissection，ESD）治疗

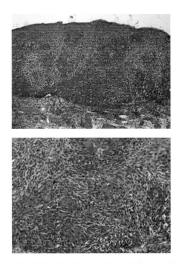

图2-10 ESD病理诊断"食管ESD切除组织"（1块，大小6.0 cm×3.0 cm，取材12块）：光镜下显示取材深达黏膜下层。浅表性食管鳞状细胞癌，范围约4.0 cm×2.5 cm，M2型，小脉管内未见癌栓；侧缘及基底部阴性

（该病例来自上海交通大学附属仁济医院）

2.病例2

基本情况：患者于外院普通胃镜检查发现食管中段病变，活检病理示高级别上皮内瘤变，至我院就诊。

行放大NBI检查。

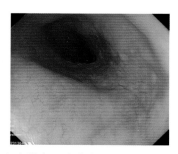

图2-11　白光模式：食管中段距门齿30～35 cm，Ⅱc型，60 mm×30 mm，局部黏膜粗糙发红

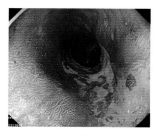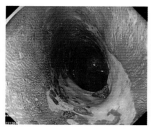

图2-12　碘染色观察：病变处染色阴性，边界清晰

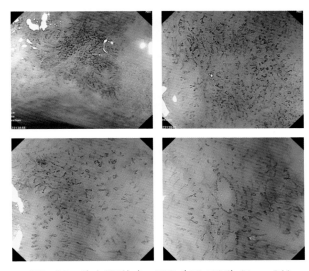

图2-13 放大NBI检查：IPCL为V1+V2型（Type B1）

内镜诊断：食管早期癌，浸润深度为 m2 层。NBI 靶向活检 2 块，

病理：食管黏膜高级别上皮内瘤变。

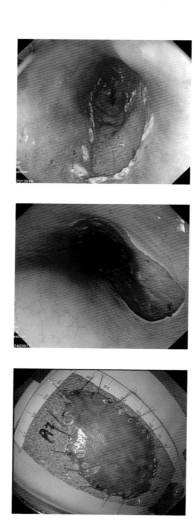

图2-14　患者1周后行ESD治疗

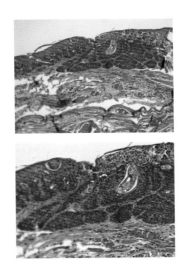

图2-15 ESD病理诊断"食管ESD切除组织"（1块，大小7.5 cm×4.5 cm，取材26块）：光镜下显示取材深达黏膜下层。食管Ⅱc型浅表扩散性鳞状细胞癌，范围约6.5 cm×3.0 cm，M2型，小脉管内未见癌栓；侧缘及基底部阴性

（该病例来自上海交通大学附属仁济医院）

3. 病例3

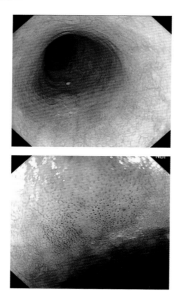

图2-16　白光模式：发现食管中段局部黏膜色泽改变，
切换至NBI模式观察，病变处呈棕褐色，分界清晰

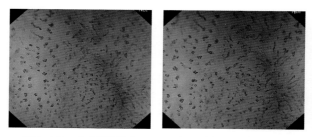

图2-17　放大NBI检查：IPCL以V1型为主，少量V2型
（Type B1）

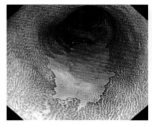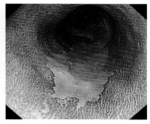

图2-18 碘染色观察：病变处染色阴性

内镜诊断：食管早期癌，浸润深度为 m1 层。

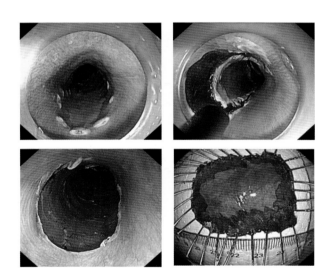

图2-19 患者10天后行ESD治疗

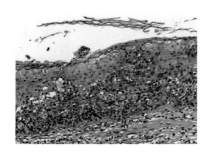

图2-20 ESD术后病理：食管高级别上皮内瘤变

（该病例来自第三军医大学附属新桥医院）

第 3 章　胃部 NBI 诊断

第 1 节　胃部 NBI 分型

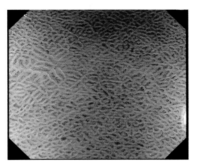

图3-1　正常胃窦黏膜

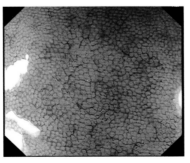

图3-2　正常胃体黏膜

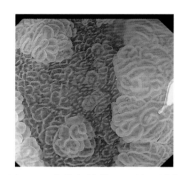

图3-3 浅蓝色腺管开口提示肠化

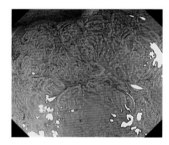

图3-4 白色不透明物质分布不均匀，
提示早期癌

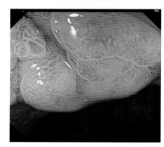

图3-5 腺瘤

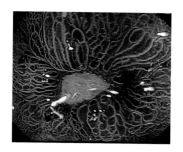

图3-6　良性溃疡

1. NBI 鉴别良性和恶性胃部病变

VS 分型：将微血管和腺管结构分成规则、不规则和消失。

早期胃癌表现：出现不规则腺管结构且与周围组织之间存在明显分界；或微血管结构不规则并与周围组织之间存在明显分界。

① 胃部病变 NBI 诊断思路

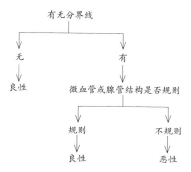

图3-7　胃部病变NBI诊断思路图示

② 胃部病变 NBI 典型图片

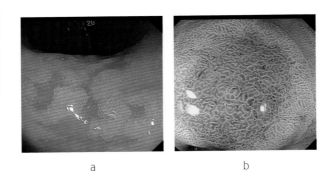

a   b

图3-8 a.有明显分界线；b.微血管及腺管结构扩张，
       排列尚规则；提示炎症

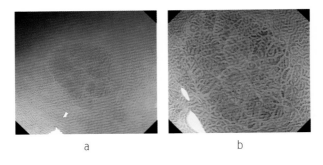

a   b

图3-9 a.有明显分界线；b.微血管及腺管结构扩张，
       排列尚规则；提示炎症

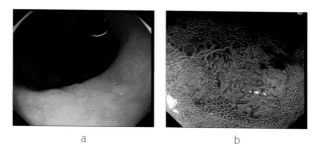

图3-10　a.有明显分界线；b.微血管结构紊乱，腺管结构模糊；黏膜层腺癌

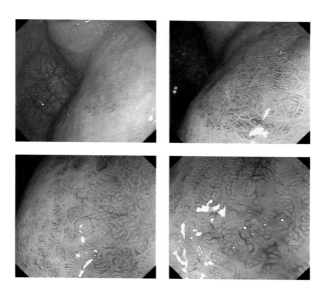

图3-11　病变与周围黏膜无明确分界线；微血管及腺管结构改变符合胃体黏膜萎缩的表现

注意：胃体萎缩性病变在 NBI 模式下其微血管形态也可呈现为螺旋状，类似于未分化癌，但胃体萎缩与周围黏膜无明确分界线，未分化癌多有较锐利的边缘，可根据此点与胃体未分化癌相鉴别。

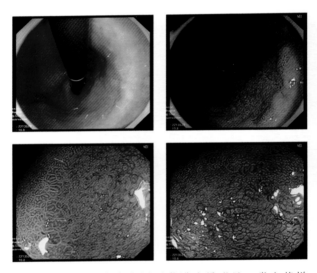

图3-12 NBI：病变与周围黏膜分界明显；微血管增粗、扭曲，排列紊乱，腺管结构消失，病理诊断为管状腺癌，浸润至黏膜下层

2. NBI 鉴别分化型和未分化型胃癌

分化型： 不规则的网格状微血管（fine network pattern, FNP）

未分化型： 螺旋状微血管（corkscrew pattern, CSP）

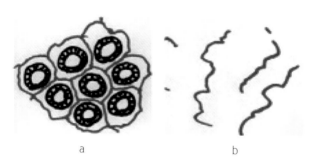

a   b

图3-13　鉴别分化型和未分化型胃癌
a. FNP；b. CSP

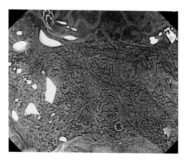

图3-14　胃窦分化型早期胃癌

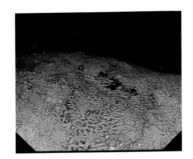

图3-15 胃体分化型早期胃癌

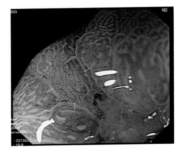

图3-16 胃角未分化型早期胃癌

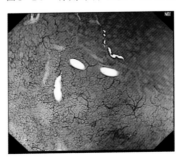

图3-17 胃体未分化型早期胃癌

3. NBI 预测浸润深度

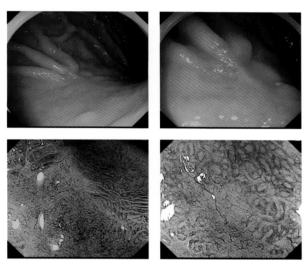

图3-18　白光：胃体Ⅱc型病变，周围黏膜皱襞纠集

　　NBI：微血管明显扩张扭曲，排列紊乱，局部血管结构稀疏，腺管结构消失。

　　手术病理：胃体腺癌Ⅱ～Ⅲ级，浸润至黏膜下层。

第 2 节　胃部 NBI 病例

1. 病例 1

基本情况：患者因上腹不适数月，行普通胃镜检查。

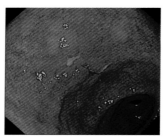

图3-19　白光模式：胃窦小弯侧见一Ⅱa+Ⅱc型病变，范围约2.5 cm×2.5 cm

白光病理：轻度异型增生。

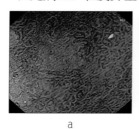
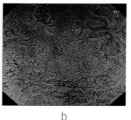

a　　　　　　　　　　　　b

图3-20　进一步行放大NBI检查：a.病变与周围黏膜有明显分界线；b.病变处微血管增粗、扭曲，呈不规则网格状，腺管结构模糊

放大 NBI 靶向活检病理：高级别上皮内瘤变。

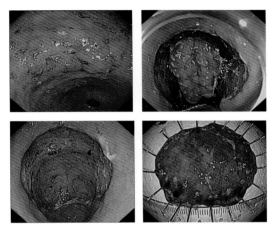

图3-21　患者2周后行ESD治疗

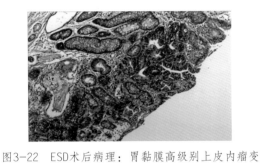

图3-22　ESD术后病理：胃黏膜高级别上皮内瘤变

（该病例来自第三军医大学附属新桥医院）

2. 病例 2

基本情况：患者，男，62 岁。

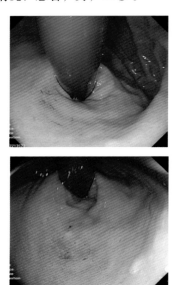

图3-23　普通胃镜检查：贲门见一Ⅱc型病变，黏膜粗
糙发红，范围4.0 cm×3.0 cm

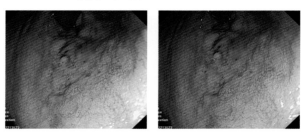

图3-24　靛胭脂染色：病变处染色阴性，边界清晰

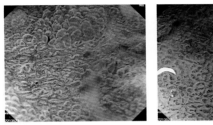
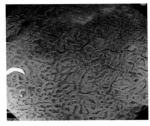

图3-25　放大NBI观察：微血管扩张、扭曲，排列紊乱，
　　　　腺管结构不规则

内镜诊断：贲门早期癌。

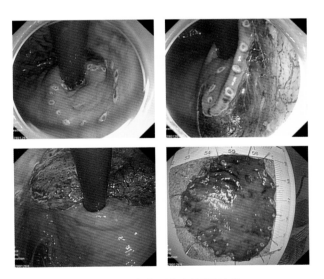

图3-26　患者1周后行ESD治疗

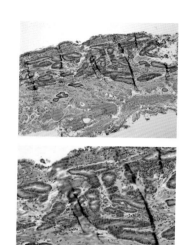

图3-27 ESD病理诊断："贲门ESD组织"（1块，大小52 mm×40 mm，取材18块）：光镜下显示取材深达黏膜下层。贲门Ⅱc型早期胃癌，范围约38 mm×30 mm，管状腺癌，部分癌组织侵及黏膜肌层，小脉管内未见癌栓，侧缘和基底部干净

（该病例来自上海交通大学附属仁济医院）

3. 病例3

基本情况：患者，女，54 岁。外院胃镜检查发现"窦体交界溃疡瘢痕"，至我院就诊，拟行放大 NBI 检查。

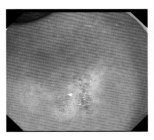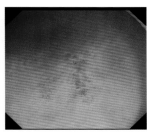

图3-28 白光模式：胃窦体交界大弯侧片状黏膜瘢痕样改变，红白相间，形态不规则

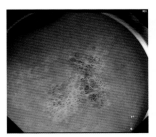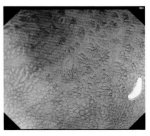

a b

图3-29 放大NBI模式：a.NBI远景，可见病变边界清晰；b.微血管扭曲，不规则，排列稀疏，腺管结构消失，与周边正常黏膜有明显分界线

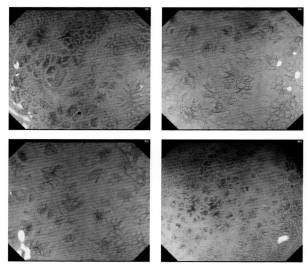

图3-30　放大NBI观察：微血管呈螺旋状或树枝状，排列稀疏，腺管结构消失，为未分化癌的典型表现

放大NBI靶向活检病理：胃低分化腺癌（主要局限于黏膜浅层）。

患者于外院行腹腔镜下胃癌根治术，术后病理诊断为印戒细胞癌，局限于黏膜层，淋巴结（－）。

（该病例来自上海交通大学附属仁济医院）

第 4 章　肠道 NBI 诊断

第 1 节　肠道 NBI 分型

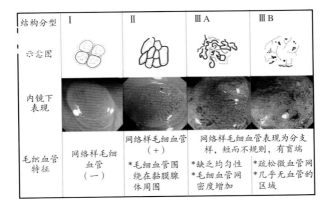

结构分型	Ⅰ	Ⅱ	ⅢA	ⅢB
示意图				
内镜下表现				
毛细血管特征	网络样毛细血管（—）	网络样毛细血管（＋） *毛细血管围绕在黏膜腺体周围	网络样毛细血管表现为分支样，短而不规则，有盲端 *缺乏均匀性 *毛细血管网密度增加	*疏松微血管网 *几乎无血管的区域

图4-1　Sano分型

表4-1　NICE分型（非放大NBI分型）

NICE分型	1 型	2 型	3 型
颜色	与背景黏膜相近或更亮	相对背景黏膜偏棕色	相对背景黏膜呈棕色或深棕色，有时伴片状白色区域
血管结构	病灶表面缺乏血管或可能仅有稀疏的丝状血管	增粗的棕色血管围绕白色结构	部分区域血管明显不规则或缺失
表面结构	均匀一致的深色或白点，或没有明显的结构	棕色血管围绕下的卵圆形，管状或分支状白色结构	结构不规则或缺乏结构
最可能的病理诊断	增生性息肉	腺瘤（包括黏膜癌及黏膜下浅层浸润癌）	黏膜下深层浸润癌
	Sano I 型	Sano II、III A 型	Sano III B 型

	JNET分类（大肠放大NBI分类）			
NBI	Type 1	Type 2A	Type 2B	Type 3
血管结构	● 不可见*1	● 粗细均匀 ● 分布均匀 （网络样、螺旋状）*2	● 粗细不匀 ● 分布不均匀	● 稀疏的血管野区域 ● 增粗的血管中断
表面结构	● 规则的黑色或白点 ● 与周围正常黏膜类似	● 规整（管状、树枝状、孔头状）	● 不规整或不明了	● 无构造区域
最可能的病程诊断	增生性息肉	腺瘤～低异型度癌（Tis）	高异型度癌（Tis/Tia*3）	高异型度癌（T1b）
内镜表现				

*1. 可以识别的情况，与周围正常黏膜同一管径。
*2. 凹陷型的病变成点状分布比较多。也有无法观察到规整的网格、螺旋状血管。
*3. 也有含T1b的

图4-2　日本最新JENT分型（放大NBI分型）

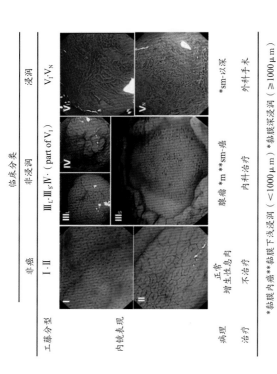

工藤分型	临床分类		
	非癌	非浸润	浸润
	Ⅰ·Ⅱ	Ⅲ_L·Ⅲ_S·Ⅳ·（part of V_I）	V_I·V_N
内镜表现			
病理	正常 增生性息肉	腺瘤 *m **sm-癌	*sm-以深
治疗	不治疗	内科治疗	外科手术

*黏膜内癌 **黏膜下浅浸润（<1000μm） *黏膜深浸润（≥1000μm）

图4-3　工藤分型

1. NBI 鉴别结直肠肿瘤和非肿瘤性病变

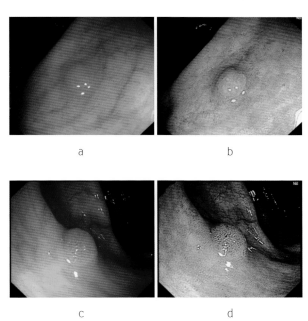

a   b

c   d

图4-4　a、b. 乙状结肠，Ⅱa型，0.5 cm×0.5 cm，NBI模式下未见网格状微血管（Sano Ⅰ/ NICE 1型），病理诊断为增生性息肉。c、d. 横结肠，Ⅱa型，0.6 cm×0.6 cm，NBI模式下见棕色网格状微血管（SanoⅡ/ NICE 2型），病理诊断为管状腺瘤

2. NBI 预测早期结直肠癌浸润深度

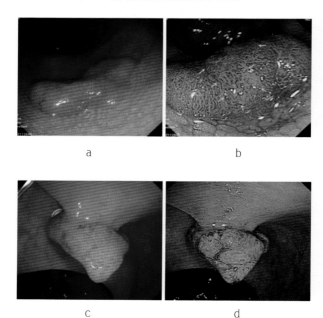

a　　　　　　　　b

c　　　　　　　　d

图4-5　a、b.直肠，LST，2.5 cm×2.0 cm。NBI见棕色血管网，围绕白色管状的表面结构，中央凹陷处血管不规则（Sano ⅢA／NICE 2型）。ESD病理：直肠管状腺瘤，局部癌变（管状腺癌），癌组织局限于黏膜层，小脉管内未见癌栓。c、d.升结肠，Isp型，2.0 cm×1.8 cm。NBI观察：棕色微血管明显不规则，部分区域血管缺失表现为白色（Sano ⅢB／NICE 3型）。手术病理：升结肠管状腺癌，浸润至黏膜下深层

3. 锯齿状腺瘤的 NBI 诊断

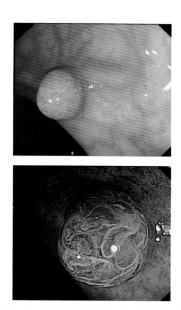

图4-6 传统锯齿状腺瘤：松果体样

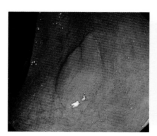 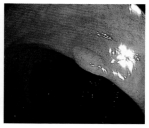

图4-7 无蒂锯齿状腺瘤

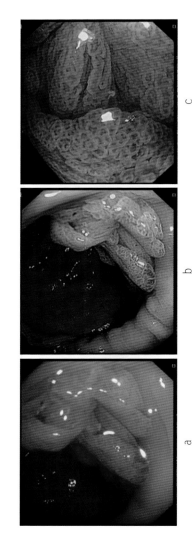

图4-8 a. 白光镜下直肠见一无蒂息肉，大小3.0 cm×3.0 cm。
b. NBI远景：病变形态不规则，分叶状。c. NBI近景：腺管开口
扩张，隐窝内见点状血管，符合锯齿状腺瘤的特点。ESD切除术
后病理：锯齿状腺瘤伴上皮轻至中度异型增生

第 2 节　肠道 NBI 病例

1. 病例 1

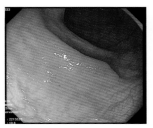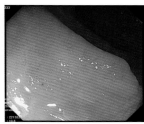

图4-9　白光模式：乙状结肠，LST-NG，2.5 cm×2.0 cm

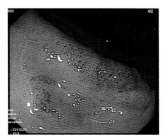

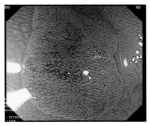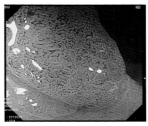

图4-10　放大NBI检查：网格样微血管，围绕在腺管周围，Sano Ⅱ型

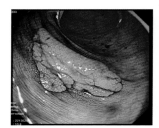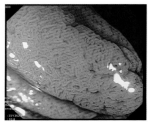

图4-11　靛胭脂染色：PP ⅢL+Ⅲs型

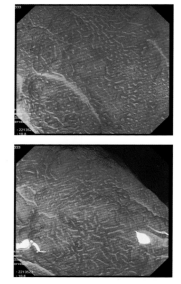

图4-12　靛胭脂染色放大：PP ⅢL+Ⅲs型

内镜诊断：结肠管状腺瘤。

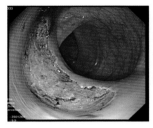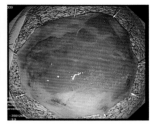

图4-13 患者20天后行肠ESD治疗

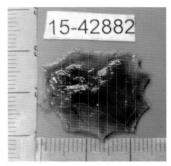

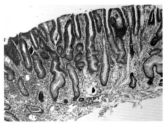

图4-14 ESD病理诊断：结肠管状腺瘤
（低级别上皮内瘤变）

（该病例来自上海交通大学附属仁济医院）

2. 病例 2

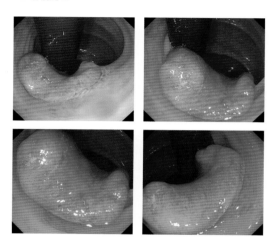

图4-15　白光模式：直肠，隆起型病变，2.5 cm×2.0 cm，表面不规则凹陷，质硬，周边黏膜皱襞纠集

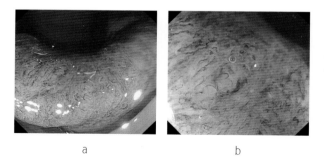

a　　　　　　　　　　　b

图4-16　放大NBI检查：a. 病变边缘为Sano Ⅱ+ⅢA型，凹陷处为Sano ⅢB型。b. 凹陷处放大图像：血管稀疏，出现无血管区域

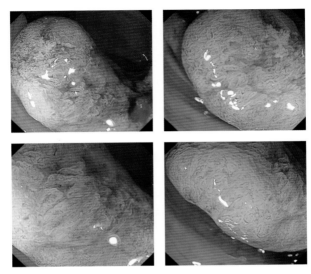

图4-17 靛胭脂染色：病变边缘PP Ⅳ+Ⅵi型，凹陷处PP Ⅴn型

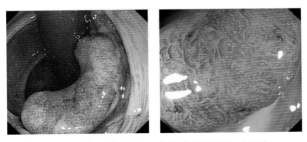

图4-18 结晶紫染色：病变边缘PP Ⅳ+Ⅵi型，凹陷处PP Ⅴn型

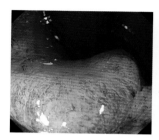
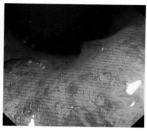

图4-19　结晶紫染色放大:病变中央凹陷处为PP Vn型

内镜诊断：直肠腺癌，浸润至 SM（黏膜下层）深层可能。

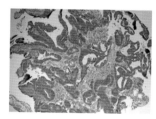
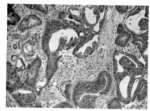

图4-20　活检病理：直肠管状腺癌

建议行外科手术治疗。

术后病理：中分化管状腺癌，浸润至浅肌层，16枚淋巴结无转移。

（该病例来自上海交通大学附属仁济医院）

3. 病例3

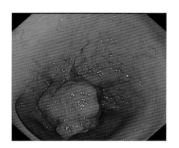

图4-21　白光模式：直肠，LST-G，4.0 cm×4.0 cm

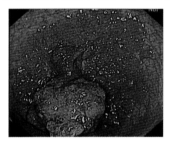

图4-22　NBI远景：相对背景黏膜偏棕色，可见增粗的棕色血管，边界清晰

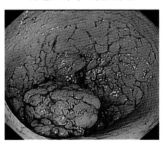

图4-23　靛胭脂染色：病变表面呈结节样，边界清晰

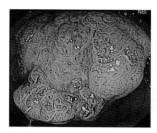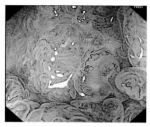

图4-24　进一步放大NBI检查：明显隆起处黏膜表面见网格状微血管，管径不一，排列不规则，Sano ⅢA型

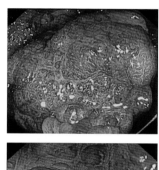

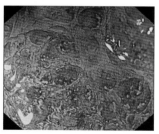

图4-25　为明确病变浸润深度，喷洒结晶紫染料，腺管开口为Vi-轻度不规则

内镜诊断：直肠早期癌，黏膜层。

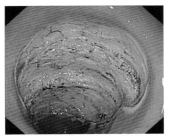

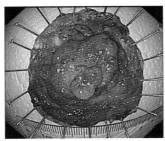

图4-26 患者2周后行ESD治疗

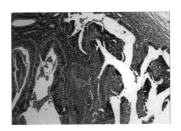

图4-27 ESD病理：直肠黏膜中—高分化黏膜内癌

（该病例来自第三军医大学附属新桥医院）